INUTILITÉ & DANGERS

DE

L'EFFLEURAGE DES VEINES

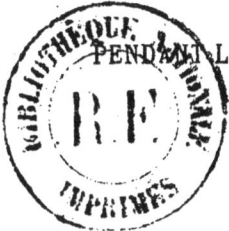

PENDANT LA CURE THERMALE DE BAGNOLES-DE-L'ORNE

PAR

Le Dr Raoul VAUCHER

MÉDECIN-CONSULTANT A L'ÉTABLISSEMENT THERMAL DE BAGNOLES
MEMBRE DES SOCIÉTÉS MÉDICALES DE PARIS (XVIᵉ ARRONDISSEMENT)
DE L'ORNE ET DE LA SARTHE
LAURÉAT DE L'ACADÉMIE DE MÉDECINE (MÉDAILLE D'ARGENT
EAUX THERMALES, 1900, EN COLLABORATION AVEC LE Dr THOREL DE PARIS)

PARIS

G. STEINHEIL, ÉDITEUR

2, RUE CASIMIR-DELAVIGNE, 2

—

1904

INUTILITÉ & DANGERS

DE

L'EFFLEURAGE DES VEINES

PENDANT LA CURE THERMALE DE BAGNOLES-DE-L'ORNE

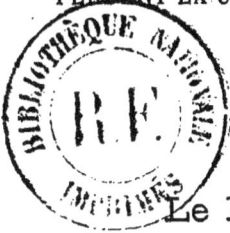

PAR

Le Dr Raoul VAUCHER

MÉDECIN-CONSULTANT A L'ÉTABLISSEMENT THERMAL DE BAGNOLES
MEMBRE DES SOCIÉTÉS MÉDICALES DE PARIS (XVIᵉ ARRONDISSEMENT)
DE L'ORNE ET DE LA SARTHE
LAURÉAT DE L'ACADÉMIE DE MÉDECINE (MÉDAILLE D'ARGENT
EAUX THERMALES, 1900, EN COLLABORATION AVEC LE Dr THOREL DE PARIS)

PARIS

G. STEINHEIL, ÉDITEUR

2, RUE CASIMIR-DELAVIGNE, 2

—

1904

INUTILITÉ & DANGERS

DE L'EFFLEURAGE DES VEINES, PENDANT LA CURE THERMALE
DE BAGNOLES-DE-L'ORNE

AVANT-PROPOS

Le traitement des maladies des veines à Bagnoles ne date pas d'hier. Notre prédécesseur, le Dr Joubert, arrivé à la station en 1869, eut le mérite de vérifier et de vulgariser l'action de l'eau de la Grande Source sur les parois veineuses précédemment indiquée par Rotureau. Nous serions même tenté de croire que le début remonte encore plus haut et que certaines des observations des anciens médecins de Bagnoles sur la guérison de « *paralysies à la suite de couches* » pourraient bien se rapporter à des *phlébites*, ou plutôt à des suites de *phlébites*, le mot étant alors peu ou pas employé.

Quoi qu'il en soit, le traitement thermal des suites de *phlébites* et des *varices* a peu varié depuis Joubert. Notre confrère employait les grands bains tempérés, plus ou moins longs, selon les cas, et utilisait aussi, parfois, des douches légères, en pluie, le long du ou des membres malades. Le repos au lit, après le bain, était de rigueur.

Les médecins qui ont succédé à Joubert ont conservé le grand bain tempéré dont nous avons décrit ailleurs l'action (1) et qui constitue toujours la vraie base du traitement. Ils remplacent, dans certains cas, l'ancienne douche en pluie, le long du membre, par la *douche sous l'eau*, dite *sous-marine*, à une température un peu inférieure à celle du bain, dont l'effet, localement ou sur l'ensemble de la circulation veineuse, est beaucoup plus intense et plus prolongé et, enfin, ils utilisent, ce qui ne se faisait pas autrefois, dans des cas dont les indications et les contre-indications seront nettement posées, le massage léger des masses musculaires et tendineuses et la mobilisation des articulations.

Il ne faudrait pas croire, en effet, en se laissant tromper par le titre de ce travail, que nous fussions ennemi d'un massage scientifique et employé avec prudence dans des cas parfaitement déterminés. Mais nous repoussons avec la plus grande énergie l'*effleurage des veines* qu'on a voulu introduire, dans ces dernières années, dans la thérapeutique thermale de Bagnoles et nous le repoussons comme antiscientifique et anti-physiologique. L'*effleurage des veines*, tel qu'on a tenté de le pratiquer à la station, dans le cours du traitement thermal même et concurremment avec lui, ne peut être qu'inutile ou dangereux. C'est ce que nous voulons démontrer dans ce travail.

(1) *Code médical du baigneur à Bagnoles*, par les Dʳˢ Tʜoʀel et Vaucʜer, Steinheil, éd., Paris, 1900.

CHAPITRE PREMIER

Massage et mobilisation dans les suites de phlébites. Leur emploi à Bagnoles-de-l'Orne.

Il n'y a pas longtemps encore, on laissait pendant de longs mois, dans la plus complète immobilisation, un malade atteint de phlébite, toujours par crainte d'embolie. Le médecin se laissait facilement tromper, comme le dit très justement le Dr Hirtz (1), par la tuméfaction du membre malade, l'épaississement et le peu de mobilité des tissus, un certain degré de lipomatose luxuriante de la jambe masquant l'atrophie musculaire et quelques vagues douleurs le long des troncs nerveux qui lui faisaient croire à la persistance des phénomènes inflammatoires. Les conséquences de cette longue immobilisation étaient fatales et l'atrophie musculaire, ainsi que la raideur et souvent même l'ankylose articulaire, compromettaient gravement les fonctions ultérieures du membre.

Il n'en est plus de même aujourd'hui. Mais si tout le monde s'accorde à reconnaître qu'il faut immobiliser moins longtemps et recourir assez tôt au massage léger des masses musculaires et tendineuses et à la mobilisation des articulations, le désaccord recommence lorsqu'il s'agit de fixer le temps nécessaire de l'immobilisation et le moment où l'on doit commencer le massage et la mobilisation.

(1) *Soc. méd. des hôp. de Paris*, séance du 23 novembre 1900.

Les Drs Siredey (1) et Vaquez (2) conseillent de les pratiquer, légèrement et avec prudence, après les quinze à vingt jours qui suivent la dernière élévation thermique, si faible soit-elle, et à condition que la palpation légère ne dénote aucune sensibilité le long des veines accessibles, que l'œdème soit franchement en décroissance et que ces massages ne provoquent aucune douleur et aucune augmentation de l'œdème. Le Dr Dagron est également de cet avis.

Le Dr Barth attend trois semaines d'apyrexie complète ; le Dr Hirtz, plus encore, d'un mois à six semaines et le Dr Rendu, « *considérant le massage comme une pratique extrêmement dangereuse et capable de provoquer des embolies si on l'emploie avant la complète disparition du caillot* », n'ose même pas le conseiller après quatre à cinq semaines et préfère « *la compression méthodique avec une bande de caoutchouc qui agit très efficacement sur l'œdème sans irriter la veine thrombosée* » (3).

Il est à remarquer que, dans toutes ces appréciations de nos éminents confrères, il n'est question que d'effleurages ou de massages des muscles et que tous conseillent d'*éviter avec le plus grand soin la zone des vaisseaux*.

A Bagnoles, nous n'avons guère l'occasion d'agiter cette question. Les malades qu'on nous adresse ont généralement franchi la période pendant laquelle le massage est sujet à discussion et ils ont même été souvent déjà massés avant leur arrivée dans la station. En pareils cas, nous n'avons plus à hésiter ; nous n'avons qu'à prendre conseil

---

(1) *Soc. méd. des hôp. de Paris*, séance du 9 novembre 1900.
(2) *Soc. méd. des hôp. de Paris*, séance du 16 novembre 1900.
(3) Dr Rendu, *Soc. méd. des hôp. de Paris*, séance du 9 novembre 1900.

de nous-même et à régler notre conduite sur ce que nous croyons le plus utile aux malades.

Mais il peut arriver parfois que nous soyons consulté par un confrère donnant ses soins à un malade atteint de phlébite, ou même directement par le malade lui-même, sur le moment où le massage des muscles et la mobilisation des articulations peuvent être faits sans danger d'embolie. Nous avons vu qu'on est loin d'être d'accord sur ce point et la difficulté provient du temps variable que peut mettre le caillot à se fixer définitivement sur la paroi veineuse. Nous reviendrons sur cette question plus longuement lorsque nous parlerons de l'effleurage des veines.

Pour le moment, et en ce qui nous concerne, qu'il nous suffise de dire que nous n'avons jamais fait commencer le massage et la mobilisation avant un mois à six semaines, suivant les cas et, parfois même, plus tard, après la dernière élévation thermique, ne fût-elle que de quelques dixièmes, 37°5 par exemple, le matin et 37°8 le soir. Nous avons aussi toujours attendu que l'œdème fût très nettement en décroissance, que la palpation légère ne permît de déceler aucun point sensible sur les veines accessibles et si, malgré ces précautions, le début du massage était suivi d'une recrudescence, même peu prononcée, de l'œdème et de la sensibilité, nous avons fait immédiatement suspendre le massage et la mobilisation pour ne les reprendre que plus tard.

Nous nous sommes jusqu'à présent toujours très bien trouvé de cette pratique. Après quatre à six semaines, en effet, l'atrophie musculaire et la raideur articulaire sont bien rarement assez accentuées pour ne pouvoir pas être corrigées par le massage et la mobilisation auxquels nous avons parfois ajouté les courants continus dont nous avons retiré le meilleur résultat.

Nous avons dit plus haut qu'il nous était arrivé dans certains cas d'attendre plus de six semaines après la dernière élévation de température sans faire commencer le massage. Nous avions en vue les phlébites variqueuses, ainsi que les phlébites d'origine goutteuse ou rhumatismale et nous ne saurions mieux faire, en terminant ce chapitre, que de reproduire les termes dans lesquels le Dr Hirtz s'exprime à leur sujet :

« *Je suis d'une réserve extrême vis-à-vis de la phlébite goutteuse, si mobile parfois qu'elle est impossible à poursuivre, si féconde en surprises terribles qu'on ne saurait y toucher qu'avec la plus grande circonspection.*

« *J'en dirai autant de certaines phlébites rhumatismales et même de quelques phlébites variqueuses, véritables nids d'embolies qu'on a proposé de traiter chirurgicalement, comme notre collègue le Dr Schwartz, par la résection du paquet variqueux* (1). »

(1) Dr Hirtz, *Soc. méd. des hôp. de Paris*, séance du 23 novembre 1900.

CHAPITRE II

De l'effleurage des veines dans les maladies des veines en général.

Cette question complexe de l'*effleurage* a été le point de départ de confusions que ce qui a été écrit, de part et d'autre, ne nous paraît guère de nature à éclaircir et qu'il est cependant essentiel d'élucider avant de commencer cette étude.

Tantôt le mot d'*effleurage* a été pris dans le sens de *massage léger*, seul applicable dans les suites de phlébites récentes et dans les phlébites variqueuses, rhumatismales ou goutteuses, dans lesquelles les caillots peuvent n'être qu'incomplètement fixés, ne devant, par conséquent, porter que sur les muscles, les tendons et les gaines tendineuses, la peau et le tissu cellulaire sous-jacent, le pourtour des articulations, mais devant surtout laisser de côté les zones vasculaires.

Tantôt, on en a fait, au contraire, un mode spécial de massage, seul utilisable aux veines malades et sensibles' dont on obtient à volonté, suivant la façon dont il est pratiqué, la *vaso-constriction* et la suractivité circulatoire par le réveil de la vitalité des fibres musculaires lisses des parois, ou, au contraire, la *vaso-dilatation*, avec apaisement des sensations douloureuses, par les modifications qu'il amène dans le dynamisme nerveux.

Au premier cas, dont il a été question dans le chapitre

précédent, nous avons peu de choses à ajouter. Tout le monde, ou à peu près, est d'avis aujourd'hui qu'il ne faut pas laisser les muscles s'atrophier et les articulations s'ankyloser dans une longue immobilisation, à la suite d'une phlébite et qu'il est important d'intervenir par un massage qui ne saurait, évidemment, être pratiqué de la même façon, dans un cas de phlébite récente, ou dans celui d'une phlébite déjà vieille et ancienne. Que l'on appelle *effleurage* le massage léger par lequel on commence et *massage proprement dit* celui qu'on applique plus tard, il n'y a dans cette distinction aucun motif d'inquiétude pour personne.

Il n'en est pas de même du second cas qui est le seul qui doive nous occuper actuellement. La différence entre les deux réside dans l'*absence de pression de la main*, dans ce dernier, ce qui permet d'agir aussi bien au niveau des zones vasculaires qu'au niveau des parties voisines.

DÉFINITION. — Nous appellerons donc *effleurage des veines*, en prenant le mot dans cette dernière acception :

Le passage répété de la main glissant légèrement sur la peau, sans aucune pression et pendant un temps variable, au niveau des zones vasculaires et, de la périphérie au centre, en suivant le sens du courant veineux.

Il est bien évident qu'au lieu d'employer toute la main, on peut ne se servir que d'un ou de deux doigts pour suivre plus exactement le tronc veineux qu'on veut effleurer ; mais, de quelque façon qu'il soit fait, c'est, nous le répétons, l'*absence de pression* qui caractérise cet effleurage, et c'est grâce à cette *absence de pression* qu'on a cru pouvoir, sans danger, toucher aux veines malades. Nous verrons plus loin si cette prétention est justifiée.

DIVISIONS. — On a distingué deux sortes *d'effleurages sans pression* :

Le premier se fait, *à sec*, avec de la poudre d'amidon, ou mieux de talc et sa caractéristique est d'être *excitant*, des terminaisons des nerfs sensitifs de la peau d'abord, puis, par acte réflexe, des nerfs vaso-moteurs dont l'excitation entraîne la *vaso-constriction* des vaisseaux superficiels et, consécutivement, des vaisseaux profonds, par la contraction des fibres musculaires lisses de leurs parois. Il a pour résultat, dans son ensemble, de réveiller la vitalité de la peau et d'activer la circulation superficielle et profonde. L'absence de pression sur les téguments permet de l'employer dans les cas où l'effleurage avec pression et le massage proprement dit sont contre-indiqués.

Le second mode d'*effleurage sans pression* se fait avec la main enduite de vaseline et, loin d'être excitant comme le précédent, est au contraire *calmant de la douleur*, des états douloureux des veines ou des douleurs franchement névralgiques, par suite, dit-on, de la modification qu'il fait subir au dynamisme nerveux et, toujours contrairement au précédent, a pour conséquence la *vaso-dilatation*.

ACTION. — Malgré la distinction qui a été faite entre ces deux modes d'effleurage que nous venons d'exposer avec la plus grande impartialité, nous ne pouvons voir là que deux phases distinctes, ou deux moments différents, dans l'action de l'*effleurage* qui reste le même dans les deux cas. Sans doute, le passage de la main *à sec*, sur la peau recouverte tout au plus d'un peu de poudre de talc pour faciliter le glissement, excite plus rapidement que le passage de la main enduite de vaseline les filets terminaux sensitifs puis, en second lieu, les vaso-moteurs superficiels et profonds. Mais pour être moins rapide et moins net, le premier résultat n'en est pas moins identique dans le second cas et ce n'est que secondairement, après la première phase d'exci-

tation, et non primitivement, que surviennent la diminu-
tion et la disparition de la douleur, ainsi que la vaso-dilatation. Si l'on poussait les choses plus loin, on arriverait
même, bien souvent, à une anesthésie à peu près complète,
au moyen d'un mécanisme absolument semblable à celui
qu'on a employé parfois pour produire l'hypnose et dont il
est utile de dire ici quelques mots.

On sait que si l'on peut provoquer, brusquement et ins-
tantanément, chez bien des personnes, le sommeil hypno-
tique, par une action rapide et violente, un jet de lumière
intense, par exemple, projeté vivement sur les yeux, ou
un son, très fort et bref, éclatant tout d'un coup aux oreil-
les, on peut obtenir le même résultat par l'action *lente* et
prolongée des mêmes causes. Le jet de lumière intense sera
remplacé par un simple objet brillant que l'on fixera pendant un temps parfois assez long et le son fort et bref, par
une simple note de musique, douce et faible, que l'on fera
entendre d'une façon continue jusqu'à l'obtention du résultat cherché. Dans les deux cas, l'hypnose survient par
l'épuisement des filets nerveux sensitifs, de la vue ou de
l'ouïe.

Dans l'effleurage longtemps prolongé, il se produit un
effet analogue. Le passage répété de la main, *sans pression*,
sur les téguments, provoque d'abord l'excitation des filets
terminaux sensitifs de la peau, moins nettement lorsqu'on
se sert de vaseline ou d'un corps gras quelconque, mais
tout aussi sûrement. Cette excitation produit, par acte réflexe, la vaso-constriction des vaisseaux superficiels d'abord,
profonds ensuite. La sensibilité tend, à ce moment, à aug-
menter, d'où la *sensation désagréable* qui a été notée.

Mais l'action du passage répété de la main continue.
L'épuisement des filets nerveux sensitifs se fait peu à peu ;

la douleur et la sensibilité diminuent progressivement et la *vaso-constriction* des vaisseaux fait place à la *vaso-dilatation.* Que l'effleurage soit continué assez longtemps et on arrive à obtenir chez beaucoup de malades, comme nous le disons plus haut, une *anesthésie* presque complète de la région.

L'assimilation entre les effets de l'effleurage et ceux de l'action *lente et prolongée* des causes physiques dans la production de l'hypnose peut même être encore poussée plus loin. Si, au lieu d'avoir en vue les vaisseaux et la circulation veineuse, comme dans les suites de phlébite, on veut agir sur la sensibilité générale, on dirigera l'effleurage des centres nerveux à la périphérie, c'est-à-dire de la tête aux pieds et on arrivera aux *passes magnétiques* qui agissent d'une façon identique. L'anesthésie que l'on obtiendra sera alors complète et généralisée et l'on aura provoqué l'hypnose elle-même.

CHAPITRE III

De l'effleurage des veines (Suite). — L'effleurage à Bagnoles. — Son inutilité.

Rapports des médecins des eaux avec leurs confrères.

Avant d'aborder l'étude de l'effleurage des veines à Bagnoles, fait concurremment au traitement thermal, il nous paraît indispensable de dire quelques mots des rapports des médecins des stations thermales avec leurs confrères, rapports complètement différents de ceux qu'ont entre eux les médecins exerçant, soit en ville, soit à la campagne, la médecine générale et analogues à ceux des *spécialistes* avec les médecins qui leur adressent leurs malades. On verra que cette question de l'effleurage des veines est plus complexe qu'on l'aurait pu croire et qu'à son sujet se pose un grave problème de déontologie qu'on ne saurait passer sous silence.

On sait, en effet, qu'un médecin qui vient exercer dans une station thermale n'a pas seulement, comme il le ferait ailleurs, qu'à ouvrir un cabinet de consultation et qu'à attendre les clients. En agissant ainsi, il pourrait être certain de ne voir personne pendant toute la durée de la saison.

La première précaution à prendre en pareil cas, c'est de prévenir d'abord les médecins que l'on connaît de la détermination que l'on vient de prendre et de se créer des *correspondants* avec lesquels on restera en relation dans l'avenir et dont on sera soi-même le *correspondant* dans la station thermale où l'on s'établit. Ce sont ces confrères, lorsqu'ils auront des malades justiciables des eaux et du traitement de la station où l'on se trouve, qui les adresseront directement à leur *correspondant*. Sauf quelques-uns qui viennent nous trouver d'eux-mêmes, ou nous sont adressés par des personnes que nous connaissons ou par des malades auxquels nous avons précédemment donné des soins, nous pouvons dire que la grande majorité de nos clients nous est envoyée par les confrères avec lesquels nous sommes en rapport.

En nous laissant leurs malades pendant le temps que nous jugeons nécessaire à la cure thermale, c'est évidemment au *spécialiste* que nos confrères font appel et ils nous donnent en même temps une grande preuve de confiance. Cette situation nous crée deux devoirs envers eux : d'abord, celui de rester, *sauf cas d'urgence,* dans notre spécialité ; puis, celui de ne pas continuer, en dehors de la station thermale, à donner nos soins, même en qualité de *spécialiste,* aux personnes dont nous avons fait la connaissance grâce à nos confrères, à moins d'être invités par eux à donner notre avis dans un cas concernant notre spécialité. Les médecins des eaux s'interdisent d'ailleurs, en général, l'exercice de la médecine, en dehors de leur *saison* et de leur *station,* et principalement dans les villes où exercent eux-mêmes leurs correspondants. Mais nous ne faisons que signaler ce dernier point dont nous n'avons pas à nous occuper ici et nous n'insisterons que sur le premier.

Le *spécialiste* de la station thermale, avons-nous dit, doit rester dans sa spécialité, *sauf cas d'urgence.* Il est bien évident, en effet, que si la personne à laquelle nous donnons des soins spéciaux, ou quelqu'un de sa famille, vient à avoir, pendant sa cure thermale, une maladie accidentelle, nous sommes d'autant mieux désignés pour lui donner les soins nécessaires, que son médecin habituel n'est pas présent et qu'en nous confiant ses clients, ce dernier nous a autorisés, implicitement, à agir suivant les circonstances.

Mais ici, il est indispensable d'établir une distinction. Que nous traitions, sans hésiter, une pneumonie, par exemple, ou toute autre maladie aiguë survenue inopinément, chez un malade qui nous est confié en vue de soins précis et bien déterminés, de la *cure thermale,* il n'y a là aucun motif de froissement pour personne. Les plus strictes convenances exigeront seulement que nous tenions au courant de l'incident le médecin ordinaire du malade, et même, en cas de danger, que nous demandions une consultation avec lui.

Mais serait-on autorisé à profiter du séjour dans notre station d'un client envoyé par un confrère, pour décider le malade à une intervention chirurgicale immédiate, dont rien ne justifierait l'urgence et à laquelle, même si elle était utile, celui-ci aurait tout le temps de se soumettre à son retour chez lui ?

Evidemment non, et agir ainsi serait manquer gravement aux règles de bonne confraternité.

Ce n'est donc qu'en cas d'*urgence* qu'un spécialiste de station thermale peut être autorisé à sortir de sa spécialité et, devant elle, tous ses scrupules doivent céder.

Le massage et la mobilisation, pendant le cours d'une cure thermale, à la suite d'une phlébite, peuvent souvent présenter ce caractère d'urgence. Laisser un malade, pendant trois semaines ou un mois, souvent davantage, sans rien faire directement contre l'atrophie musculaire et la raideur articulaire résultant de son immobilisation pendant sa maladie, serait l'exposer à de sérieux mécomptes pour l'avenir et à une guérison incomplète des suites de phlébite pour lesquelles il est précisément envoyé dans la station.

Mais ne présenteraient-ils pas toujours ce caractère d'urgence, le massage et la mobilisation sont, aujourd'hui, assez universellement admis, dans les stations thermales, en particulier, où l'on a accoutumé de les considérer comme l'adjuvant et même comme le complément de la cure elle-même, pour que nous n'hésitions pas à nous en servir, lorsque nous les jugeons utiles pour nos malades. Nous n'avons à craindre aucun reproche à ce sujet et nos confrères eux-mêmes, qui nous demandent souvent à quel moment des suites de phlébite ils peuvent en faire bénéficier leurs propres malades, sont les premiers à nous demander de faire continuer, pendant la cure thermale, un traitement commencé, habituellement, bien avant l'arrivée de l'intéressé dans la station. D'ailleurs, et c'est là le fait sur lequel on ne saurait trop appeler l'attention, le massage et la mobilisation ne font pas, en ce cas, double emploi avec le traitement hydro-thermal. Ils s'adressent, comme nous l'avons déjà dit, à l'atrophie musculaire et à la raideur articulaire qui sont la conséquence presque fatale d'une immobilisation tant soit peu prolongée, tandis que le traitement hydro-thermal, par son action vaso-motrice, influence surtout le système veineux, renforce la tunique musculaire des veines, active la circulation de retour et favorise l'établissement de la circulation collatérale dont les vaisseaux, en prenant plus d'importance, sont destinés, dans l'avenir, à compenser les troncs veineux oblitérés définitivement par la phlébite. Ces deux modes de traitement, tout en concourant au même but, ont une sphère d'action différente et peuvent, par suite, être utilisés concurremment, pour le plus grand bénéfice des malades.

Il n'en est plus de même de l'effleurage des veines qui, loin d'être admis par la grande majorité de nos confrères, n'est accepté que par un très petit nombre. On serait désapprouvé par la plupart d'entre eux en se servant d'un procédé très discuté, formellement repoussé par beaucoup et qui, dans tous les cas, ne présente jamais ce caractère d'*urgence*, essentiel d'après nous, pour que le médecin d'une station thermale, comme l'est Bagnoles, soit autorisé à sortir de sa spécialité. Un malade peut venir à Bagnoles passer trois semaines, un mois et même plus, pour soigner les suites d'une phlébite, nous ne retrouvons plus, comme lorsqu'il s'agissait du massage et de la mobilisation, la nécessité d'intervenir par un effleurage des veines, pour sauvegarder les fonctions ultérieures des membres.

En pareil cas, il n'y a pas d'hésitation possible pour nous. Ceux de nos confrères qui sont partisans de l'effleurage des veines ont toute facilité de le faire pratiquer sur leurs malades pendant que ces derniers reçoivent leurs soins. Ils auront tout le temps nécessaire devant eux, s'ils ne sont pas effrayés des dangers possibles dont il sera question dans le chapitre suivant, pour faire prolonger cet effleurage assez longtemps pour obtenir, ainsi que nous l'avons montré, l'épuisement des filets nerveux sensitifs et faire bénéficier les patients de l'anesthésie qui en résultera. Mais au moment d'une saison thermale, à Bagnoles, nous avons, en général, trop à faire pour consacrer à chaque malade un temps qui dépasserait les limites des soins médicaux habituels. Nous aurions, il est vrai, la ressource de le faire opérer, sous notre direction, par des personnes spéciales que nous dresserions à cette intention. Mais il ne nous convient pas d'encourir le blâme de nos nombreux confrères qui refuseraient de nous suivre dans cette voie et, de notre côté, nous ne voulons pas nous y engager. Donc, à ce point de vue, nous considérons l'effleurage des veines, dans une station thermale, comme *impraticable* et *inutile*.

Inutile encore, et à bien plus forte raison, est l'effleurage des veines à Bagnoles, pendant la cure thermale elle-même, car loin d'être un adjuvant et un complément de l'action de l'eau, il ne fait que reproduire ses effets, mais avec bien moins de douceur et de délicatesse. Sans revenir ici sur l'action du bain que nous avons longuement exposée ailleurs (1), nous pouvons rappeler toutefois que l'action vaso-constrictive qui se fait sentir pendant la durée du bain et l'action vaso-dilatatrice qui constitue la période de réaction, exercent leurs effets sur l'ensemble de la circulation veineuse et non localement, comme l'effleurage, sur la région qu'on effleure et à peine sur les régions voisines. De cette localisation dans l'action de l'effleurage résultent à la fois l'inutilité et le danger d'un pareil procédé. Nous verrons plus loin en quoi consiste son danger. Son inutilité provient de son peu d'action sur la circulation collatérale, comparativement à celle du bain de Bagnoles. Or, on sait quelle est l'importance du développement de la circulation collatérale dans le mécanisme de la guérison des suites de phlébites.

Mais il y a mieux. Si l'effleurage des veines est fait dans le bain, comme on l'a si vivement conseillé, il est non seulement inutile, mais il vient, en plus, annihiler l'action de l'eau autrement puissante que lui. Il n'avait pas encore été question de l'effleurage des veines, lorsqu'a paru notre *Code médical du baigneur à Bagnoles* et nous ne pouvions l'avoir en vue en écrivant les lignes suivantes :

(1) Drs THOREL et VAUCHER. *loc. cit.*

« *Lorsqu'on entre dans un bain, l'eau paraît onctueuse, légèrement grasse, probablement à cause des matières organiques, et surtout, des sulfuraires qu'elle contient. Si, à ce moment, la peau est frictionnée sous l'eau, on constate qu'elle présente son état normal. Insensiblement, surtout aux cuisses d'abord, elle devient granuleuse et, quarante minutes environ après le début du bain, elle est tout à fait rugueuse : sa friction devient difficile, car la main ne glisse plus sur la surface de la peau comme précédemment, et elle ne peut se faire que par ressauts. L'aspect général, bien que présentant de nombreuses différences, fait néanmoins penser à celui de l'acné pilaris, ou à la chair de poule survenue sous l'influence de l'émotion ou de l'eau froide* (1). »

Il résulte de là que ce n'est qu'au début du bain, et pendant un temps très court, que l'effleurage des veines serait possible. Si la rugosité de la peau met quarante minutes environ pour arriver à son maximum, elle commence à se faire sentir dès les premiers instants et la main cesserait vite de rester *en contact intime avec la peau*, selon la recommandation qui est faite, s'il n'était possible de tourner la difficulté en enduisant les téguments de vaseline. Mais on isole alors entièrement la peau et on la soustrait au contact de l'eau, indispensable pour que l'effet vaso-moteur se produise. On est donc obligé de choisir entre les deux méthodes : ou bien faire l'effleurage des veines pendant le bain et se priver de l'action de l'eau, et il devient inutile de venir à Bagnoles, l'effleurage pouvant être fait partout ; — ou conserver intacte l'action du bain de Bagnoles et renoncer à l'effleurage. Pour nous, notre choix est fait et bien fait.

(1) Drs THOREL et VAUCHER, *loc. cit.*, p. 27.

Il est vrai qu'on n'est pas forcé de faire l'effleurage des veines pendant le bain et qu'on peut attendre que le malade en soit sorti. Mais ce n'est plus alors l'inutilité de l'effleurage qui se présente à l'esprit, ce sont ses dangers et c'est ce qui va faire l'objet du chapitre suivant.

CHAPITRE IV

De l'effleurage des veines (Fin). — L'effleurage à Bagnoles. — Ses dangers.

Les séances des 9, 16 et 23 novembre 1900, de la Société médicale des Hôpitaux de Paris, dont il a déjà été question dans ce travail, sont intéressantes et très instructives, principalement au point de vue du sujet qui nous occupe et il est utile de les passer rapidement en revue.

A l'occasion de deux observations d'embolie pulmonaire et poussées phlébitiques tardives, le Dr Pierre Merklen fait une importante communication d'où résulte ce qui suit :

Les embolies, dans le cours d'une phlébite, peuvent se produire dans les premiers jours de la maladie, parfois même avant qu'on ait pu constater le début de la phlébite, lorsqu'il s'agit de petites veines inaccessibles à la palpation, ou bien plus tard, trois à quatre semaines, le plus ordinairement, après le commencement des premiers accidents et, quelquefois même, beaucoup plus tard encore, trois mois après la constitution de la thrombose, comme chez le malade du Dr Thirial, cité par Trousseau et signalé dans la thèse de M. Brun.

Les embolies précoces, résultant de la migration de caillots détachés des petites veines, sont, en général, de petit volume et deviennent rarement graves. Elles guérissent le plus souvent très bien, après avoir provoqué des accidents d'aspect très effrayant. Ces embolies précoces ne constituent aucune menace d'embolies tardives et la phlébite à début embolique n'a pas plus de gravité que la phlébite commune.

Il n'en est pas de même des embolies tardives, qui surviennent plusieurs semaines après les premiers accidents et qui sont toujours très graves, trop souvent mortelles. *Elles sont généralement attribuées à la rupture, spontanée ou provoquée par un mouvement intempestif, de l'extrémité libre ou centrale du thrombus d'un gros tronc veineux et leur gravité tient au volume du caillot*, que ces coagulations soient d'origine récente, comme le croit M. Merklen, dans le cas d'évolution de la phlébite par *poussées successives*, ou que ce soit, dans d'autres cas, d'*anciens caillots qui se rompent*, comme l'admet le Dr du Castel.

Le Dr Hallopeau signale le cas d'une de ses clientes morte subitement d'embolie pulmonaire, *six mois* après le début d'une thrombose fémorale et nous avons personnellement connu un malade, venu à Bagnoles pour se guérir des suites d'une phlébite variqueuse, d'origine goutteuse, rentré chez lui après une saison qui avait produit le meilleur résultat et mourant subitement d'embolie, en se mettant à table, après une journée de chasse où il s'était fatigué plus que de coutume, *neuf mois* après l'apparition de sa phlébite.

Lorsque l'embolie survient *plusieurs années* après le début d'une phlébite guérie en apparence, il n'est plus possible de l'expliquer par la rupture d'anciens caillots, complètement organisés depuis longtemps et dont la fragmentation n'est plus possible, mais par un retour offensif de la phlébite et *passé inaperçu*.

Dans les phlébites infectieuses aiguës, en effet, à début

fébrile bruyant, la température est un guide certain dont on doit tenir le plus grand compte. Tant que le thermomètre n'est pas revenu à 37° centigrades, d'une façon constante, pendant un mois de suite au moins, on peut redouter les accidents consécutifs qui ne sont guère plus à craindre dans le cas contraire. Mais toutes les phlébites n'ont pas des allures aussi nettes ; celles, principalement, qui se font par *poussées successives*, et elles sont fréquentes et nombreuses, déconcertent toutes les prévisions. Tant que les veines intéressées sont superficielles ou facilement accessibles à la palpation, on peut suivre approximativement la marche de la maladie. Mais lorsque les veines qui s'enflamment sont profondes, si le foyer est très localisé et ne comprend pas de gros troncs veineux, aucun symptôme apparent ne vient parfois mettre en éveil et l'embolie peut survenir, inopinément, à la suite d'un acte, insignifiant en toute autre circonstance et dont l'imprudence ne pouvait apparaître, quand le foyer phlébitique passait lui-même inaperçu.

On doit se rappeler que le sang *ne se coagule jamais spontanément* dans une veine, tant que la paroi interne de cette veine reste *saine*. Oré, de Bordeaux, le démontrait en enserrant entre des ligatures la jugulaire d'un cheval et en détachant entièrement le boudin ainsi formé : lorsqu'il ouvrait ce segment veineux, trois semaines ou un mois après, le sang était resté aussi fluide que le premier jour.

S'il est facile de se rendre compte de l'altération de la paroi veineuse dans un cas d'inflammation aiguë d'origine infectieuse, il n'en est plus ainsi dans celui de *dégénérescence chronique*, liée à l'arthritisme le plus souvent, dégénérescence analogue à l'artério-sclérose et qui, en l'espèce, constitue la *phlébo-sclérose*. C'est la phlébo-sclérose qu'on trouve à l'origine de toutes les affections chroniques des veines (varices, hémorrhoïdes) et point n'est besoin alors d'une cause infectieuse accidentelle pour amener la formation d'un caillot dans un ou deux segments veineux au plus, que la plus légère contusion suffit parfois à produire. C'est encore grâce à la phlébo-sclérose que se font ces poussées successives de phlébites, sans que la température, prise régulièrement matin et soir, puisse mettre en garde contre des accidents d'embolie impossibles à prévoir.

Aussi, lorsqu'il est question du massage des seules masses musculaires et de la mobilisation des articulations dans les suites de phlébites, à peu près généralement admis cependant, voit-on le désaccord apparaître lorsqu'il s'agit d'indiquer le moment précis où on peut les pratiquer. De quinze à vingt jours d'après les uns, d'un mois à six semaines d'après les autres, après la dernière élévation thermique, si faible soit-elle. Et lorsque cette élévation fait défaut, le point de repère disparaît. Que l'on n'aille pas supposer qu'il ne s'agisse là que de cas exceptionnels qui ne se rencontrent que très rarement dans la pratique. Les phlébites par poussées successives, dans lesquelles les différentes poussées ne sont indiquées par aucune élévation de température, où la douleur et la sensibilité font défaut, lorsque le foyer est localisé et profond, sont au contraire beaucoup plus fréquentes qu'on le pourrait supposer et lorsqu'on a vu défiler devant soi toute la série des cas différents qu'il a été possible d'observer depuis les dix années que nous exerçons à Bagnoles, on comprend que l'on ne soit pas trop pressé de commencer des manœuvres qui peuvent avoir l'embolie comme résultat. Il faut se garder toutefois de tomber dans l'excès contraire et de laisser survenir, par trop de prudence, une atrophie musculaire assez

prononcée et une ankylose assez complète pour que les
fonctions ultérieures du membre en soient gravement
compromises. Chacun agira pour le mieux en pareil cas et
suivant la forme de phlébite dont on aura à traiter les suites.

S'il y a un tel désaccord entre les médecins sur le moment à choisir, après une phlébite, pour commencer le
massage et la mobilisation, à peu près admis par tous aujourd'hui et dans la pratique desquels il est recommandé
de laisser soigneusement de côté la zone vasculaire, si le
spectre de l'embolie persiste, malgré toutes les précautions,
à hanter quelques-uns au point de faire dire au Dr Rendu
que le massage peut provoquer des embolies si on l'emploie *avant la complète disparition du caillot*, qu'il n'oserait
le conseiller *même dans une phlébite datant de quatre à cinq
semaines* et qu'il préfère la compression méthodique avec
une bande de caoutchouc qui agit très efficacement sur
l'œdème *sans irriter la veine thrombosée*, que dirons-nous
de l'effleurage direct des veines, même sans pression, qui
agit localement et non sur l'ensemble de la circulation veineuse comme le bain de Bagnoles, qui amène, par acte
réflexe, la *contraction* des vaisseaux superficiels d'abord,
profonds ensuite, alors que nous ignorons souvent totalement l'état dans lequel se trouvent ces vaisseaux profonds
et si un caillot, ou un fragment de caillot, ne va pas se
détacher de l'un d'eux, arriver au cœur et être lancé par lui
dans la circulation pulmonaire ou dans une des veines du
cerveau et amener une mort foudroyante ?

Nous avons vu précédemment l'inutilité de l'effleurage
des veines à Bagnoles, nous voyons maintenant ses dangers,
ou plutôt son danger qui est toujours la possibilité de l'embolie. Il est de règle de laisser en général et, autant que
faire se peut, reposer les organes malades : on soustrait à la

lumière un œil enflammé ; on soumet à un régime spécial un estomac et un intestin ulcérés, etc. — Pourquoi agirait-on autrement pour les veines et viendrait-on, par l'excitation anormale de l'effleurage sur des organes qui viennent de s'enflammer et qui ne sont pas encore revenus à leur état physiologique, risquer de provoquer tout au moins une rechute de phlébite, à moins que ce ne soit l'apparition d'une embolie plus ou moins grave ? Les risques à courir sont trop gros, pour un bénéfice trop incertain. D'autant plus qu'à Bagnoles, nous avons mieux. Nous avons ce merveilleux bain qui agit si bien sur toute la circulation veineuse et qui tend si puissamment à développer la circulation collatérale dont la compensation doit amener la guérison des suites de phlébites. Nous avons la douche sous-marine qui renforce l'action du bain et qui constitue *le vrai effleurage* à employer dans une station thermale ; effleurage qui possède un moelleux et une douceur auxquels celui fait à la main ne saurait prétendre, qui réunit tous les avantages de ce dernier sans en avoir les inconvénients ou les dangers.

Pourrions-nous hésiter en pareil cas ? Restons donc dans notre rôle de *médecins de station thermale* ; tout le monde y gagnera : nos malades, que nous n'exposerons pas aux dangers d'une embolie toujours possible et qui bénéficieront totalement d'une cure thermale bien dirigée que rien ne viendra contrarier et nous-même, dont la dignité et le caractère n'ont rien à gagner à employer des procédés beaucoup trop discutés et qui d'ailleurs sont complètement en dehors de notre rôle et de nos fonctions.

CONCLUSIONS

1° Si le massage des masses musculaires et la mobilisation des articulations à la suite de phlébites, à peu près universellement admis par tous les médecins, peuvent et même doivent parfois être utilisés à Bagnoles, il ne saurait en être de même de l'effleurage direct des veines, procédé beaucoup trop discuté, admis seulement par un trop petit nombre de médecins et qui sort totalement du rôle et des fonctions d'un médecin de station thermale.

2° Si le massage des muscles et la mobilisation des articulations à la suite de phlébites peuvent être regardés comme adjuvants et compléments du traitement thermal, il n'en est plus ainsi de l'effleurage des veines qui n'a pas sur les vaisseaux une action différente de celle de l'eau de Bagnoles, mais qui ne possède qu'une action restreinte, locale au lieu d'être générale comme celle du bain de Bagnoles et incomplète par conséquent sur la circulation collatérale dont le développement joue un si grand rôle dans le mécanisme de la guérison des suites de phlébite. A ce titre, l'effleurage des veines doit être considéré comme *inutile* et ne doit pas rentrer dans la cure thermale de Bagnoles, d'autant plus que fait pendant le bain, il vient nuire à l'action de l'eau.

3° L'effleurage des veines par son action *locale* et *constrictive* des vaisseaux superficiels et profonds, fait courir trop de dangers d'embolie, dans l'incertitude où nous sommes, la plupart du temps, de l'état des vaisseaux profonds. Il doit, à ce point de vue, être repoussé à Bagnoles comme *dangereux* et remplacé, le cas échéant, par la *douche sous-marine*, ascendante, à température légèrement inférieure à celle du bain, qui constitue un véritable effleurage bien supérieur à celui fait à la main par suite de son action générale sur la circulation veineuse, ainsi que sur la circulation collatérale.

Bagnoles, 15 mai 1904.

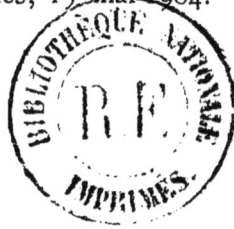

TABLE DES MATIÈRES

———

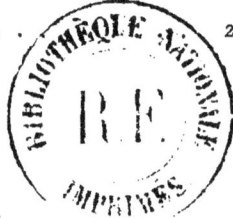

———

Imp. J. Thevenot, Saint-Dizier (Haute-Marne).

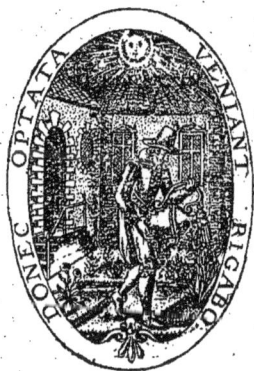

DONEC OPTATA VENIANT RIGABO

www.ingramcontent.com/pod-product-compliance
Lightning Source LLC
Chambersburg PA
CBHW070757210326
41520CB00016B/4732